野崎真奈美
順天堂大学医療看護学部・教授
田中美穂
東邦大学健康科学部看護学科・准教授
蜂ヶ崎令子
東邦大学健康科学部看護学科・講師

KAN-TAN看護の

実習マナー

医学書院

KAN-TANってなに？

看護の**単**語に出てくる**漢字**を、わかりやすく**簡単**に伝えたい！　そんな思いから始まったプロジェクトチームが、私たち**チーム KAN-TAN**です。
この『KAN-TAN看護の～』シリーズでは、漢字の学習にとどまらず、看護で必要となるさまざまな基礎学力の向上を応援します！

KAN-TAN 看護の 実習マナー
発　行　2009年 4 月 1 日　第1版第 1 刷©
　　　　2021年 3 月 1 日　第1版第12刷
著　者　野《の》崎《ざき》真《ま》奈《な》美《み》・田《た》中《なか》美《み》穂《ほ》・蜂《はち》ヶ《が》崎《さき》令《れい》子《こ》
発行者　株式会社　医学書院
　　　　代表取締役　金原　俊
　　　　〒113-8719　東京都文京区本郷1-28-23
　　　　電話　03-3817-5600(社内案内)
印刷・製本　アイワード

ISBN978-4-260-00821-1

まえがき

はじめての臨地実習…慣れない医療現場で、何を、どのようにすればいいのだろう……？　私の「普通」って、みんなの「普通」と同じかしら？

そんなみなさんの迷いと苦悩にヒントを！と、チームKAN-TANは立ち上がりました。臨地実習での学生の立ち居振る舞いとして、教科書には書いていないこと、誰も教えてくれないこと、でもなんとなく決まっている〝暗黙のルール〟を集めてみました。

もちろん、実習施設や学校の方針によって、異なる対処法が優先されることもあります。また、時と場合によっては、本書とは別の行動が望ましいことが起こります。そんな時には「なぜ？」と比較検討してみてください。なにげなくとっていた行動には、患者さんのプライバシーや安全を守るための配慮が隠されていた！と、気づくチャンスになるかもしれません。

チームKAN-TANこと
野崎真奈美・田中美穂・蜂ヶ崎令子

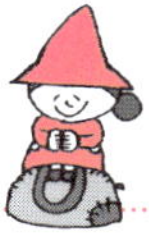

「すぐに役立つ！」をめざして、本書は実習の進行状況に合わせ、実習開始前、実習中、実習終了時と場面別にまとめてあります。そのうえ「困った状況」が場面ごとで一覧になっているので、その時の困りごとに応じてヒントを簡単に見つけられます。
また、疑問とヒントだけでなく、なぜそのように行動するのか？の根拠も記載しています。単なるマニュアルとしてのみでなく、考えながら行動するための工夫です。

目次

ブックデザイン◉遠藤 陽一 + 河野 亜美（デザインワークショップジン）
イラストレーション◉matsu（マツモト ナオコ）

実習前

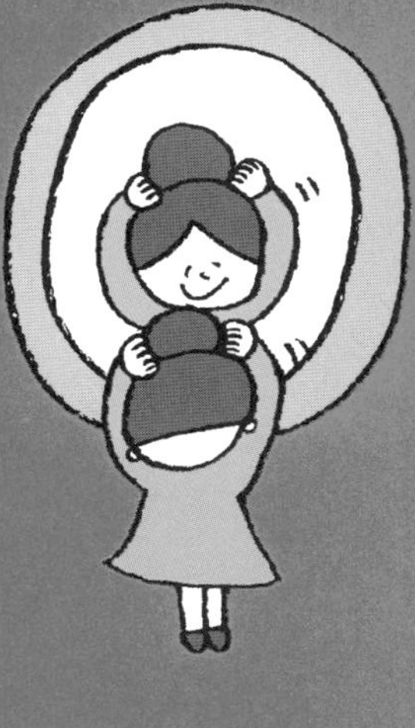

Q 困った! **登校前にハプニング**が発生したら?

寝坊した、電車が遅れた、事故にあった、体調不良（熱がでた）などの理由で遅刻（欠席）しそうだ。どうしよう？

▼

A 落ち着いて、まず所定の部署に連絡しよう

オリエンテーションを受けた要領で所定の部署に連絡を入れましょう。**学校名**、**学年**、**実習名**、**氏名**を告げて、遅刻（欠席）することとその理由を述べましょう。特に体調が悪いときなど、受診を勧められるなど対処方法のアドバイスがあるかもしれません。

▼

そのワケは？

患者さんをはじめ実習指導者、実習メンバー、教員が心配して待っています。患者さんの行動予定を修正する必要もでてくるので、できるだけすみやかに連絡を入れましょう。

Q 病棟実習のときは**なにを持って行けば**いいの？

不安なのであれもこれも持って行きたい。実習病棟にはなにを持って行ったらいいの？

A 必要最小限が原則です！

不要なものは持って行かないこと。貴重品も持って行きません。**メモ用紙**、**筆記用具**、**秒針付時計**は観察の際に使いますので必需品です。

行動計画など課題の記録用紙も持参しましょう。しかし、ユニフォームのポケットには詰めすぎないこと。

そのワケは？

実習病棟での学生用ロッカーは小さいことが予想されます。貴重品は紛失・盗難などの事故につながりますので、持って行きません。メモ用紙はのり付けされて剥がして使うタイプのものは望ましくありません。気がつかずにパラッと落ちてしまう恐れがあるからです。紙一枚を折りたたんで使うのも言語道断。穴の中をコイルかリングが通っているしっかりとしたタイプがよいでしょう。同じ理由から、記録用紙もこぼれ落ちないように、穴をあけてファイリングした状態で持ち歩くのが望ましいです。また、ユニフォームのポケットに詰め込むと、こぼれ落ちる危険がありますし、ぱんぱんに張ってしまいみっともないです。

Q 標準的な**みだしなみ**って？

さあ今日から実習だ。みだしなみを整えてこいと言われたけれど、具体的になにをどう注意すればいいの？

▼

A 清潔感と健康的な雰囲気が大切

着衣：
ユニフォームに汚れやシワがないか、体にあったサイズか確認しましょう。ミニスカートになっていませんか？また、ブラジャーやショーツが透けてしまうことがあります。ベージュや飾りの少ない下着を選びましょう。できればスリップやキャミソール・ペチコートを着用するとよいです。また、スカート着用時の立ち振る舞い（しゃがみ方）にも注意しましょう。（イラスト参照）

髪の毛：
頭髪の色は自然な色か、肩より長い髪はしっかりとまとまっているか、確認しましょう。清潔で整然とした髪型に心がけたいですね。

化粧：
濃すぎないか、奇抜でないか確認しましょう。自然で健康的にみえる化粧に心がけましょう。また、つけまつ毛は避けましょう。

爪：
短く切って先端を磨いて引っかかりのないように。

▼

> **そのワケは？**
>
> **着衣：**
> 清潔感のあるみだしなみで医療従事者の一員として信頼を得るためです。また、不本意な視線を受けないために下着の透けは避けたいものです。
>
> **髪の毛：**
> ユニフォームを着たときの美しさは私服の基準とは異なります。年配の患者さんに接することが多いと思いますが、年配者は明るすぎる髪の色や、だらしなくみえる髪型は好まないことがあります。
>
> **化粧：**
> 髪型と同じですが、医療従事者として信頼を得るためです。個性を発揮する必要はありませんよ！
>
> **爪：**
> 汚れを付着させないためと、患者さんにふれる際に傷をつくらないためです。

前髪の始末

前髪をピンでとめる

前髪をあげてピンでとめる

後ろ髪のまとめ方

キャップにいれる

ネットにいれる

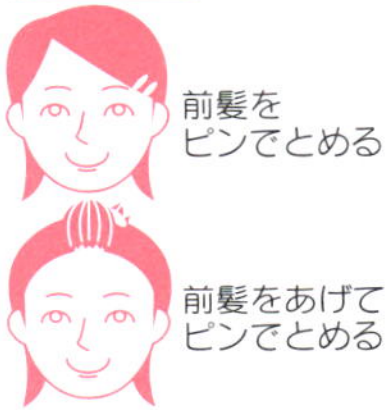

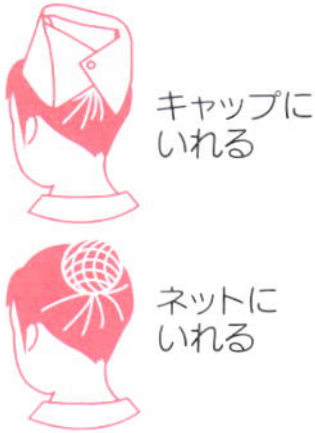

物を拾う

 ○

 ×

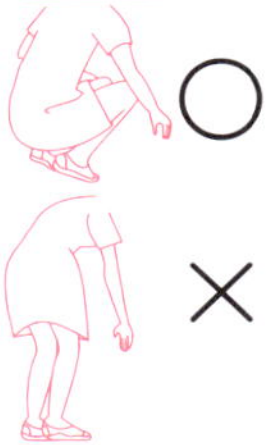

Q メモ帳をなくさないようにするには…

準備ができた！と思いきや、早くもメモ帳がポケットから落ちてしまった。危ない！

▼

A メモ帳にひもをつけ、実習衣にとめましょう

▼

そのワケは？

メモ帳に穴をあけ、ひもを通して、実習衣に結びつけるか、クリップでとめるといいでしょう。知らない間にメモ帳をポケットから落としてしまうことを防ぎます。ひもを長くすれば、実習衣につながったままメモすることもできますね。また、患者さんの情報をメモ帳に書き込むときには、伏せ字やイニシャルを使用して、個人が特定されないようにしましょう。

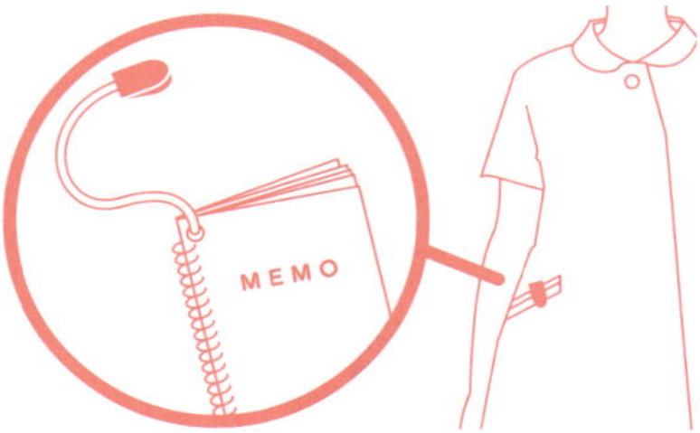

実習開始

Q 最初にあいさつするときってなんて言えばいいの？

はじめて病棟に到着。なんだか緊張するな…。みんな忙しそうにしていて気づいてくれないけれど、どうしよう？

▼

A 大きな声ではっきりと目的、所属、期間を告げよう

元気に大きな声であいさつしましょう。**所属、実習名（目的）**を告げます。あらためてあいさつを求められたら、グループのリーダーが**所属、人数、実習名（目的）、期間**を告げましょう。時間があるようなら１人ずつ名乗ってもよいです。２日目以降は実習名は省力してもよいでしょう。

▼

そのワケは？

朝の病棟では夜勤帯の看護師と日勤帯の看護師が混在し、引き継ぎが行われています。忙しい中で、誰がなんのために来ているか気づいてもらうためです。同時期に、別の学校や別の実習グループと同席することもありますので、区別してもらうためにも必要です。

病棟に入る―スタッフステーション

Q スタッフステーションではどう振る舞ったらいいの？

看護師は皆忙しそう。一体どこにいたらいいの？
身のおきどころがない！

A 朝は超忙しい時間帯、とにかく看護師優先に位置取りを！

モニターの前や看護師の行く先を阻まないように注意を払っておきます。師長やリーダーの対角線あたりがおすすめです。

座席やカルテは長時間独占せず、周囲のスタッフがカルテやいすを探している様子を察したら、「どうぞ」と言って譲りましょう。

そのワケは？

看護師は他の作業中でも、アラームが鳴ってモニターを確認することがしばしばあります。邪魔にならずミーティングに参加できる位置に立ちたいからです。

特に朝は日勤帯看護師も夜勤帯看護師もカルテを必要とします。情報を収集したり、記載する必要があるからです。

受け持ち患者さんに自己紹介

Q 受け持ち患者さんと **最初の出会い** 信頼関係はできるかな？

どんな人だろう。緊張するなぁ…
うまくコミュニケーションとれるかな？

▼

A 笑顔であいさつして、患者さんの心をノックしよう

笑顔で大きな声であいさつをして、**所属、名前、目的、期間**を告げ、自己紹介をします。このまま会話を続けて良いか承諾を得ましょう。はじめて目にする驚くような状況があっても、じろじろ見ないように。

▼

そのワケは？

第１印象が大切。自分が誰で、なにをしに来ているのかをわかってもらい、受け入れてもらうためです。タイミングを確認するのは、相手に無理をさせず、生活ペースを乱さずに円滑な人間関係をスタートするためです。

実習全般

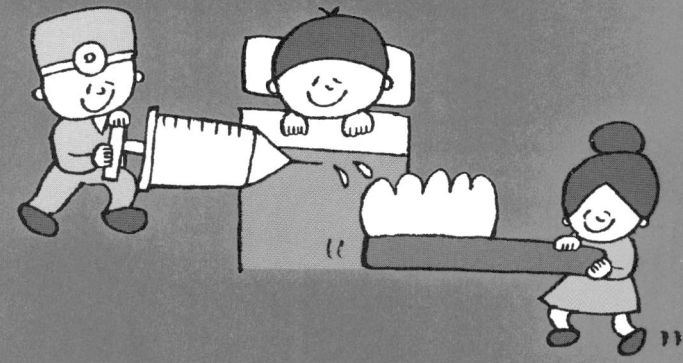

Q 「**態度が悪い!**」と注意されたしょぼん…

やる気が空回り。態度が悪いと注意されてしまった。
なにが悪かったのかな…?

▼

A 「今いる場所」を考えて行動しましょう

ベッド周りは患者さんの大切な生活スペースです。さらに病室や廊下は公的なスペースです。私的な行動は学校に戻ってからにしましょう。

ベッドには座らないこと。鼻をかむ、化粧や髪形を直す、飲食をするなど、自分のことは控え室でしましょう。廊下を走らない、廊下で大きな声で話さないことも重要。

▼

そのワケは?

ベッドは患者さんの生活の場です。プライベートな空間に無断で立ち入ったり、私物を無断で使ったりされると不快な思いをしますよね。

廊下は公的な空間です。患者さんやご家族に不愉快な思いをさせないようにしましょう。また、杖をついている患者さんや不安定な歩行状態の患者さんもいらっしゃいます。ぶつかって転倒させることのないためです。

コミュニケーション（患者さんとの会話）

Q 患者さんと**会話が続かない** ああ沈黙が怖い…

患者さんとうまくコミュニケーションがとれない。
間がもたないし、沈黙が気まずい…どうしよう？

▼

A まずは会話できる体勢が整っているか確認してみよう

　最初に手段（補聴器、眼鏡、視野等知覚の状況）を整えてから耳を傾けましょう。いすが空いていたら借りて腰かけ、目線を合わせます。あいづちをうったり、**「それはなぜですか？」**、**「それはどういうことですか？」**と掘り下げてみたり、患者さんのことばをゆっくり繰り返す・要約することもポイント。

　自分の話をするときは、自慢話は禁物。語尾を伸ばさないように気をつけましょう。なによりも患者さんに興味・関心をもつこと。じっくり考えてからコトバを出したい…そんなコミュニケーションだってあります。待つ姿勢も大事。沈黙を恐れないで！

▼

そのワケは？

　メッセージを受け取る目、耳に支障があっては、情報が伝達しきれません。まずコミュニケーション手段を整えましょう。文字盤や筆記用具が必要なこともあるでしょう。はい・いいえでは答えられない質問をすることで、相手は自然と語ることになります。

Q 患者さんからこっそり、**苦情を打ち明けられた**

患者さんやご家族から、病棟や看護師への苦情を聞いてしまった。「ここだけの話にしてね！」って頼まれたけど…

▼

A まずは気持ちを受け止め、患者さんの信頼を裏切らないように、慎重に相談しよう

その苦情の内容に関わらず、患者さんが困ったり怒ったりしていることは確かです。弁解をしたり、どちらかの味方をするのではなく、まずはその気持ちを受け止めましょう。

医療（看護）の質にかかわることは、口止めされたことも含めて、医療職の一員として教員や実習指導者に相談しましょう。大きな声で話さないことも重要。

▼

そのワケは？

なにか原因があってそのような言葉を発しているはずです。大切なメッセージがこめられているかもしれません。まず状況を把握します。

相談するのは、患者・家族が不利益を被り続けることを避けるため、早急に改善してもらいたいからです。

自分の体調不良

Q なんだかつらい、実習中に**気分が悪くなった**

睡眠不足と風邪気味の中、無理して実習に出たせいか、気分が悪くなってきた。休みたくないし、約束のケアの時間も間近なのに！

▼

A 無理をせず実習指導者や教員に相談しましょう

あなたひとりの問題ではありません！すぐに実習指導者や教員に相談しましょう。休ませてもらう、受診する、早退するなどの指示をあおぎましょう。具合が悪くなって、ケア中に倒れてしまったら危険です。さらに無理して実習を続けて、患者さんやスタッフに風邪をうつすようなことがあっては大変です。

▼

そのワケは？

無理をして実習中に倒れて、患者さんや医療従事者に迷惑をかけないためです。実習に早く復帰できるよう、指示されたら無理をしないでしっかりと身体を休めること。感染症などあなた１人の問題ではすまされない場合もあります。

早期に適切な対応をとることが出来るように、相談することが大切です。実習中に体調不良に陥らないように、体調管理には留意したいものです。実習前から実習は始まっているといっても過言ではありませんね。

Q 看護師さんって忙しそう いつ、どう話しかければ…

計画発表や報告で看護師さんとコンタクトを取りたいとき、まずはどうすればいいの？

▼

A タイミングが大事! まず時間を約束しよう

看護師は複数の患者さんのために一度にいくつものことを考えて行動しています。患者さん中心に動いているわけです。**「今よろしいですか？」**、**「いつがよろしいでしょうか？」**と都合を確認してから本題に入りましょう。約束の時間は厳守です。

しかし、患者さんが急変した場合や、いつもと違う状況、どうしてよいかわからない状況に遭遇したら、ただちに報告、相談しましょう。

▼

そのワケは？

看護師は患者のケア、病棟運営、他職種との調整など役割を果たしながら、役割の１つとして実習指導にあたっています。看護師は実習生のためだけにいるのではありません。時間調整は大切です。

Q 大変！　どうしよう！
事件は現場で起きるのだ！

患者さんの私物を壊してしまった！　患者さんが目の前で転倒・転落してしまった！　患者さんの状態が急変してしまった！　どうしよう!?

▼

A まずは誠意を尽くして謝罪、そして報告と事後対応を！

転倒・転落：
患者さんの体重を支えながらベッド、車いすに戻し安全を確保する。異常の有無を確認する。体重が支えられない場合はただちに看護師を呼んで、簡潔に事情を説明し、もとの位置にもどしてもらう。その事実を実習指導者、教員に報告し、対応を相談する。

急変：
看護師を呼びに行き、見た状況を報告する。師長、主任、他の看護師でもよいので、報告して受け持ち看護師に連絡してもらおう。緊急を要する場合はナースコールを押してよい。

▼

そのワケは？

　人として謝罪するだけでなく、医療従事者の一員として責任をまっとうするために必要です。学生は無資格者なので、責任をとるべき有資格者である実習指導者、教員の判断が必要になってきます。

Q これってセクハラ?

お尻をさわられたような気がする…。いつもエッチなことも言われるし。だけど患者さんだし、我慢しないといけないのかな？

▼

A まずは相談してみましょう

▼

そのワケは？

あきらかに胸やお尻を触られた場合、その場で「**やめてください**」としっかり言えるのが理想ですが、なかなか言い出しにくいことも多いと思います。

勘違いかもしれないと胸の奥にしまっておくのではなく、おかしいなと思ったら、教員や実習指導者に相談してみましょう。

患者さんから**暴力**や**暴言**など受けた場合も同様です。

医療従事者との関係

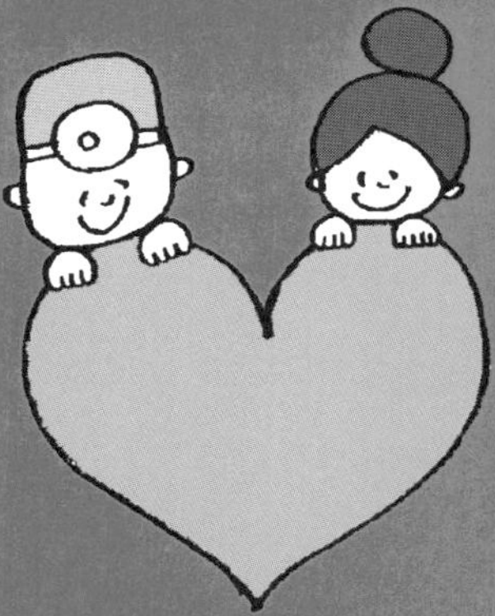

Q 医師から治療の説明、**同席してもいいの?**

医師から患者さんに、今後の治療に関する説明があるみたいだけど、看護学生の私が一緒に聞いてもいいのかな？

A 患者さんや医師に同席の許可をいただきましょう

そのワケは？

ケアしていく上で、医師から患者さんにどのような説明がなされたかを把握することはとても大切です。医師の説明内容を知ることはもちろんですが、話を聞いているときの患者さんの様子、話し方や態度、表情などを観察することは、患者さんの心情を理解する上で重要です。

しかし、患者さんが医師と一対一で話を聞きたい場合もあります。同席できなかった場合には、終了後に患者さんや医師に内容をたずねてみましょう。

Q 医師から「これお願い」って指示を受けたけど…

医師から、与薬や処置などの指示をされた。周りには看護師さんがいないけど、看護学生の私がやってもいいのかな。

▼

A 医師からの指示を直接受けないようにしましょう

▼

そのワケは？

医師からの指示を遂行できるのは看護師だけです。学生のうちは医師からの指示を直接受けないようにしましょう。まずは**「私は学生ですので指示を受けることはできません」**と伝えましょう。

もし、受けてしまった場合でも、すぐにケアを実施しないこと。実施前に必ず担当の看護師に報告、相談してください。

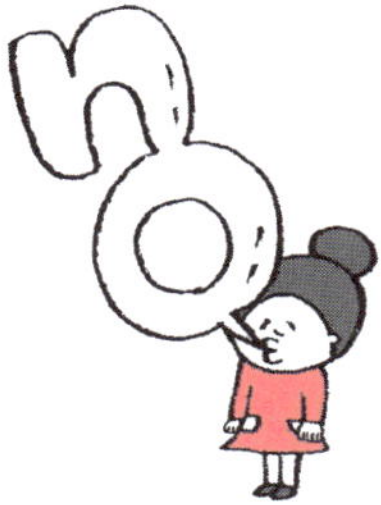

Q カーテンが閉まってる! **看護師さんが一緒**みたい

患者さんのそばを離れて、戻って来たらカーテンが閉まってる。担当の看護師さんがケアをしているようだけど、入ってもいいの？

▼

A カーテンを開ける前に確認しましょう

▼

そのワケは？

病室のカーテンはいわば部屋のドアにあたります。お部屋に入るときにノックをするように、カーテンの中に入る前にひと声かけることが大切です。患者さんが清拭などのケアを受けている場合もあり、不用意に開けることでプライバシーが守られないこともあります。

患者・家族との関係

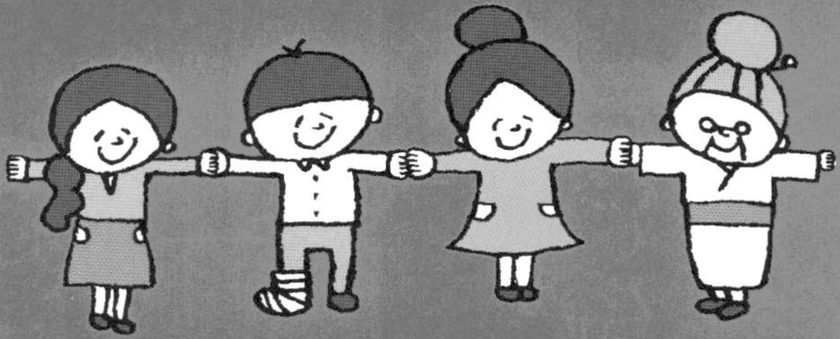

Q 「このことは、**内緒にしてね!**」と言われた

糖尿病で食事制限中なのに、患者さんが甘いお菓子を食べていた。「看護師さんには言わないで」と口止めされたけど、どうしよう。

▼

A 担当の看護師や教員に伝えましょう

▼

そのワケは？

患者さんとの信頼関係も大事ですが、重要な情報が含まれている可能性があります。病状に関することであれば、口止めされたことも含めて、ひとりで抱え込まず、看護師や教員に相談しましょう

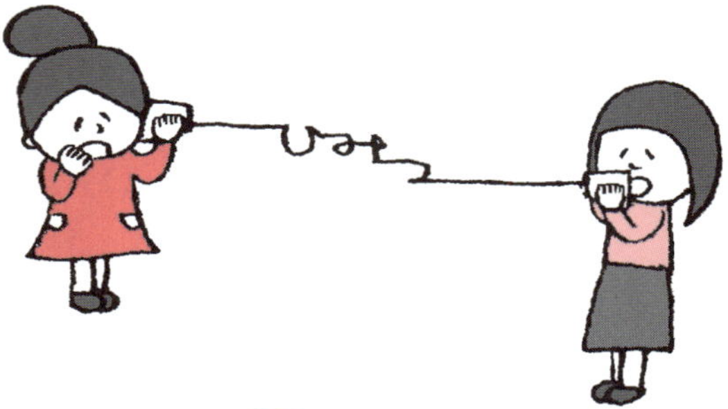

Q 「ちょっと売店で 買ってきてくれない？」

患者さんに買い物を頼まれた。売店に行けば売っているみたい。買いに行ってもいいのかな？

▼

A 行かないようにしましょう

▼

そのワケは？

看護学生であり、お手伝いさんではありませんので、患者さんのかわりに買い物に行くことは控えましょう。

また、買い物をするときにはお金を扱いますので、トラブルになる恐れがあります。買い物を頼まれたことを担当看護師に報告し、看護助手、ヘルパーなどにおまかせしましょう。

※学校や施設、あるいは実習の進度によって対応が異なります。教員に確認しましょう。

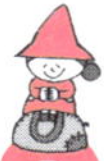

Point

患者さんに「なんだ買い物にも行けないのか」と言われたら…患者さんには「**看護学生なので患者さんのお金を扱ってはいけないことになっています**」と伝えるといいでしょう。

患者さんに頼まれた

Q 「**洗濯物がたまってる**から お願いできる?」

患者さんに洗濯を頼まれた。確かに洗濯物がたまっているなあ。かわりに洗濯しに行ったほうがいいのかな？

▼

A 洗濯は控えましょう

▼

そのワケは？

看護学生であり、お手伝いさんではありませんので、患者さんの衣類を洗濯することは控えましょう。洗濯を頼まれたことを担当看護師に報告し、看護助手、ヘルパーなどにおまかせしましょう。クリーニングに出したり、職員がかわりにコインランドリーで洗濯をしたりと病院によって対応は違ってきます。

※学校や施設によって対応が異なります。教員に確認しましょう。

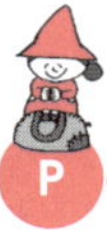

Point

もし、かわりに洗濯することを許可されたら、衣類のポケットの中になにも入っていないこと、衣類の枚数を忘れずに確認！

受け持ち以外の患者さんに頼まれた

Q 他の患者さんから 車いすを押すよう頼まれた

受け持ち以外の患者さんに車いすを押すよう頼まれたけど、押してもいいのかな？

▼

A 気軽に引き受けないようにしましょう

▼

そのワケは？

車いすの操作をすることで事故を起こす可能性もあります。受け持ち患者さんのＡＤＬや病状は知っていても、他の患者さんのことは把握していませんよね。そんな中での援助で安全を守ることはできません。しかし、エレベータから降りる際、車いすが引っかかったり、挟まれそうになったりといった緊急事態では安全を優先させてください。臨機応変に対応できるとよいですね。

※学校や施設、あるいは実習の進度によって対応が異なります。教員に確認しましょう。

Q 「私にも**お茶をくれる？**」

患者さんのお水をくんでいるとき、他の患者さんから「私にもお茶をください」と頼まれときは？

▼

A すぐにはお茶（水）をくまず、担当の看護師に確認しましょう

▼

そのワケは？

その患者さんが水分制限をしている可能性があります。勝手にお水やお茶をくんでしまうと、水分制限が守られなくなり、治療に影響を与える恐れがあります。**「看護師に確認しますので少々お待ちください」**と声をかけ、すみやかに看護師に伝えましょう。

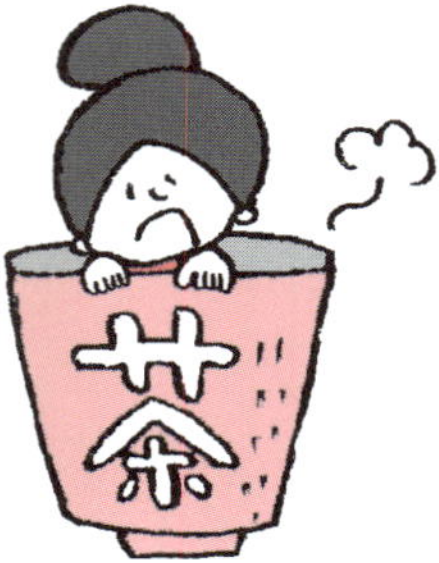

Q 「もうちょっと静かにしてくれない!?」

患者さんとベッドサイドで話していたら、隣の患者さんに注意されてしまった。どうしよう…!?

▼

A まずは謝罪し、場所を移すなどの対処をしましょう

▼

そのワケは？

そんなにうるさくしたつもりはなくても、いつのまにか声が大きくなっていることも。あるいは小さな話し声であったとしても、病気療養中の患者さんにはうるさく感じられてしまいます。

あらかじめ受け持ち患者さんとお話をする場所を決めておくのも手でしょう。また、同室患者さんから注意されたことは看護師と教員に伝えておきましょう。

Q 「私**がん**なんだけどさ、あの人も**同じなんだって?**」

同室患者さんから、受け持ち患者さんの病気のことを聞かれた。自分と同じ病気だって言ってるけど、これって答えてもいいの？

▼

A 答えてはいけません

▼

そのワケは？

受け持ち患者さんの病名や病状に関することを他の人に話したり、答えたりしてはいけません。
患者さんは他の人には絶対に知られたくないと思っているかもしれません。患者さんの個人情報を扱う際には十分に注意しましょう。

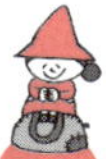

Point

「病気や治療に関することは学生の私がお話しすることはできません。すみません」などと説明しましょう。

Q 「私の病気って、**治らないの? 何か知ってる?**」

同室患者さんから、ご自身の病気のことを聞かれた。一般的な知識なら教わってるけど、答えても問題ないのかな？

▼

A 極力答えないようにしましょう

▼

そのワケは？

同じ疾患でも人によって症状や治療方法、予後が異なります。一般的なことをたずねられた場合であっても、あいまいな知識で答えることは避けましょう。

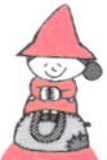

Point

「私は学生ですので◯◯さんの病期や治療についてはよくわかりません。先生に何と説明されていますか？」もしくは**「なぜそう（治らないと）思うのですか？」**とたずねてみてもよいですね。なにが不安なのか明らかになる場合もあります。

ただし、受け持ちの患者さんではないのでほどほどに！また、得た情報は看護師に報告しておきましょう。

Q 「レントゲン室は**どこですか?**」道順を聞かれた

実習中に知らない患者さんからレントゲン室への道順を聞かれた。前に行ったことがあるから知ってるけど、どうしたらいいのかな？

▼

A 道の説明をする、あるいはその場所までご案内しましょう

▼

そのワケは？

実習衣を着ていれば、病院のスタッフとみなされます。説明しにくい場所、わかりにくい場所であればそこまでご案内してもよいでしょう。

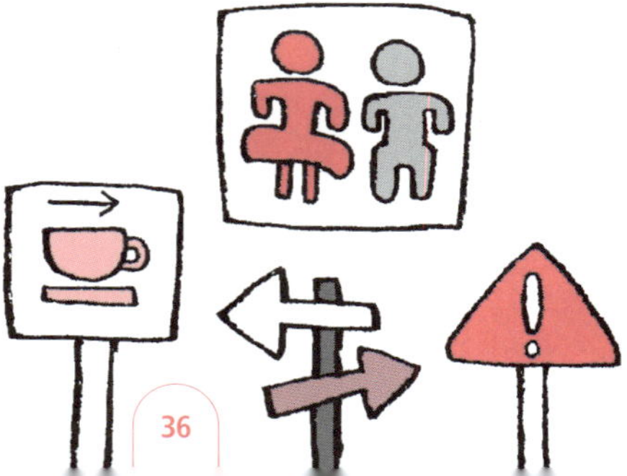

Q レントゲン室への**道順を聞かれたけど、わからない。**どうしよう？

道を聞かれてわからないとき（ひとりでいるとき）。

▼

A 「わかりません」ではなく、「お調べいたします」

▼

そのワケは？

病院スタッフにたずねるか、受付、案内板で場所を調べてお伝えしましょう。どうしてもその場をすぐに離れなければならないときなどは、病院スタッフにしっかりと引き継ぎを行ってください。

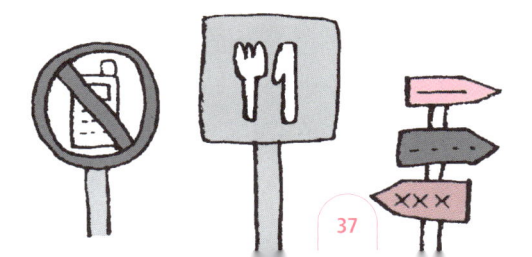

Q レントゲン室への**道順を聞かれたけど、わからない。患者さんも一緒**だし…

道を聞かれてわからないとき（受け持ち患者さんといるとき）。

▼

A 受付や案内板の場所を伝えましょう

▼

そのワケは？

普段から、受付や案内板の場所を把握しておくことが大切です。とくに、車いすを押しているときは、受け持ち患者さんから離れてはいけません。その場でできる限りの対応をしましょう。

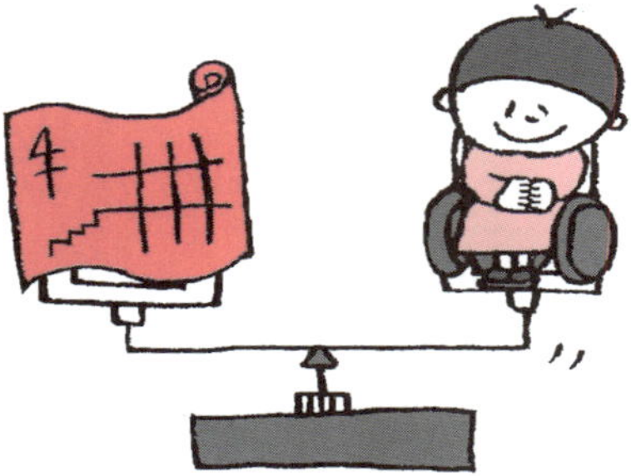

ご家族への対応

Q ご家族が面会に来てる 初対面で緊張するなぁ…

患者さんが、面会に来たご家族とお話をしている。会ったことないし、話しているところに入ってもいいのかな？

▼

A ご家族にあいさつと自己紹介をしましょう

▼

そのワケは？

ご家族は患者さんから実習生の話を聞いているでしょうから、どんな看護学生が受け持っているのか気になっています。

タイミングをみて、あいさつと自己紹介をきちんとしましょう。その際は**学校名**、**学年**、**氏名**をしっかりと伝えてください。ご家族は実習生の身元がわかるだけでも、安心できると思います。そのあとに「**一緒にお話ししてもよろしいですか？**」と話に加わってもよいか確認してみましょう。

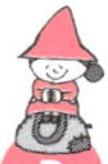

Point

「どうぞ」と言われたら、一緒にお話をしてください。ご家族に入院前の患者さんの様子などを、さりげなく聞いてみるのもいいでしょう。

「今は遠慮してください」と言われたら席をはずしましょう。患者さんとご家族で大事な話があるのかもしれません。嫌われたというわけではないので安心してください。

Q ご家族に「**病状を知りたい**」って言われたけど…

ご家族に患者さんの病状を聞かれた。さっき医師の説明も聞いたから知ってるけど、話してもいいのかな？

▼

A 話さないようにしましょう

▼

そのワケは？

担当の医師から病状説明を受けるように伝えましょう。ご家族の中での人間関係や、複雑な問題がからんでいることがあります。うかつに病状を話したために、ご家族内でもめ事が起きることも考えられます。医師が病状説明の窓口としているキーパーソンがいらっしゃいます。その方以外に不用意に情報が漏れないよう注意しなければいけません。

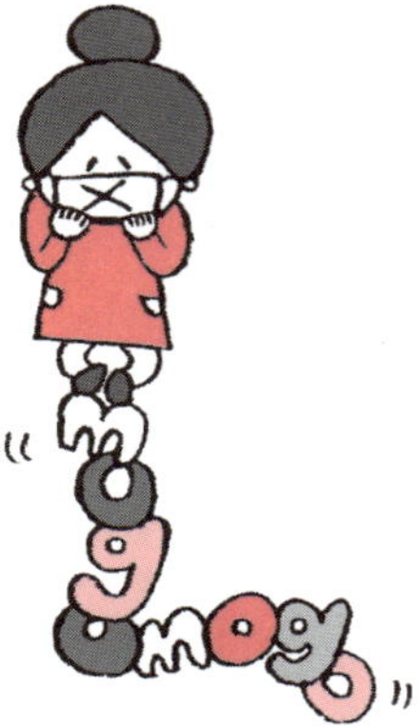

面会者への対応

Q ご友人が面会に来ている。あいさつするべき？

患者さんが、面会に来たご友人とお話をしている。どうしたらいいのかな？

▼

A 面会者が帰ったら患者さんにたずねてみましょう。

▼

そのワケは？

友人との関係にも色々あります。いきなり入り込まず、ご友人が帰ったら「**先ほどの面会の方はご友人ですか？**」などとさりげなくたずねてみましょう。面会の頻度が高く、キーパーソンと思える場合は「**次の面会のときにご一緒してよろしいですか？**」と切り出してみましょう。ご一緒するときは患者さんに紹介していただくか、自分であいさつと自己紹介をするとよいです。

患者さんとお話し中にご友人が面会にいらした場合は、あいさつと自己紹介をして立ち去りましょう。立ち去る必要がない場合は「居ていいよ」と患者さんがおっしゃるはずです。

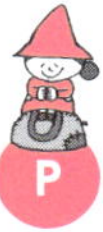

Point

受け持ちとはいえ、患者さんのすべてを知る必要があるわけではありません。看護上の問題に大きく関与しないプライバシーには、むしろふれないほうが良いです。

面会者への対応

Q 面会の方に「**病状を知りたい**」って言われたけど…

面会者に患者さんの病状を聞かれた。さっき医師の説明を聞いたから知ってるけど、話してもいいのかな。

▼

A 答えてはいけません

▼

そのワケは？

患者さんと面会者の人間関係も色々です。病状を知っておいてほしい相手は患者さん自身が決めることです。たとえ骨折であっても、むやみにお話ししないように気をつけて！

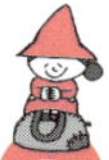

Point

患者さん本人やそのご家族から直接聞いてもらえるようにしましょう。

患者さんとの別れ方

Q 「これ、気持ちだから受け取ってよ!」

患者さんが、お金や品物をくれるって。せっかくのご厚意なんだし…。これは受け取ってもいいのかな!?

▼

A 金品を受け取るのはお断りしましょう

▼

そのワケは？

「お気持ちだけいただきます。ありがとうございます」と言って、金品はお断りしましょう。患者さんがなにかお礼をしたいと思っているということは、患者さんとの関係が良好に築けていた証拠かもしれませんね。

しかし、学習のために実習に来ているという目的を忘れずに。また、看護師として働き出してからも同様です。すでに患者さんからは病院に入院費をお支払いいただいていますし、看護師は病院からお給料をもらっているはずです。金品は受け取らず、お気持ちだけしっかりと受け止めましょう。

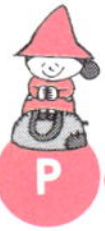

Point

「いいからとっといてよ」とポケットに入れられてしまったら、看護師や教員に相談しましょう。看護師や教員から、受け取れない理由とともに、患者さんにお返ししてもらいましょう。

Q 患者さんに**手紙を渡したい**

せっかく知り合えた患者さんだし、いろいろ勉強させてもらった。お礼がしたいけど、手紙やプレゼントを渡してもいいのかな？

▼

A 手紙やプレゼントを渡すのは控えましょう

▼

そのワケは？

看護者と患者関係を学ぶために実習に来ています。決してお友達になるために来ているのではありません。感謝の気持ちは言葉で伝えましょう。患者さんに「**ありがとうございました。とても勉強になりました**」と自分の口で伝えることが大切です。

しかし、学校の方針や実習目的・目標によって対応は異なりますので、わからない場合は教員に確認してください。

Q 「連絡先、教えてくれる?」

患者さんに電話番号やメールアドレス、住所を聞かれた。
教えてもいいのかな？

▼

A 連絡先を教えるのは控えましょう

▼

そのワケは？

　学習のために実習に来ています。実習を通じて知り合ったのですから、お友達ではありません。どうしてもという患者さんには学校の住所を伝えましょう。また、教員や実習指導者に相談することも忘れずに。

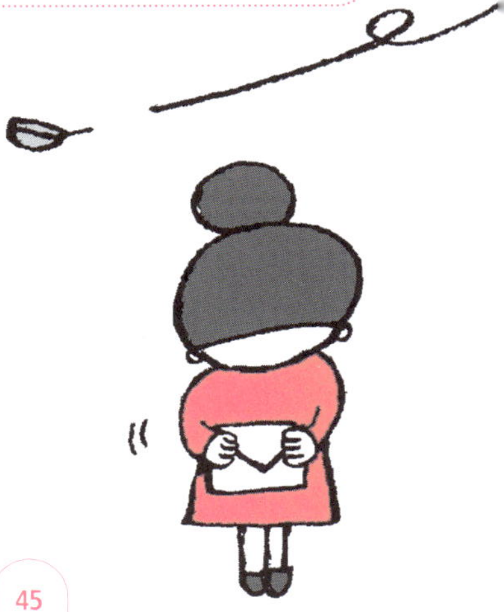

Q 受け持ちの患者さんが **亡くなられたとき**

受け持ち患者さんが亡くなった。すごく悲しいけど、看護者として泣いてはいけないの？

▼

A 無理して泣かないように我慢することはありません

その場でまずは、ご家族にお悔やみとお礼の言葉を…。無理して泣かないように我慢することはありません。

▼

そのワケは？

患者さんが亡くなって悲しい気持ちをご家族と分かち合うのも１つのケアです。ただし、家族より号泣するなどはマナー違反です。

また、亡くなられたときの看護師や医師の対応を見ておくことは大切です。

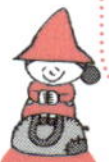

Point

自分の感情が抑えられず、実習がつらく感じられるときなどは、ガマンせずに教員や実習指導者に打ち明けてみてください。

ケア中

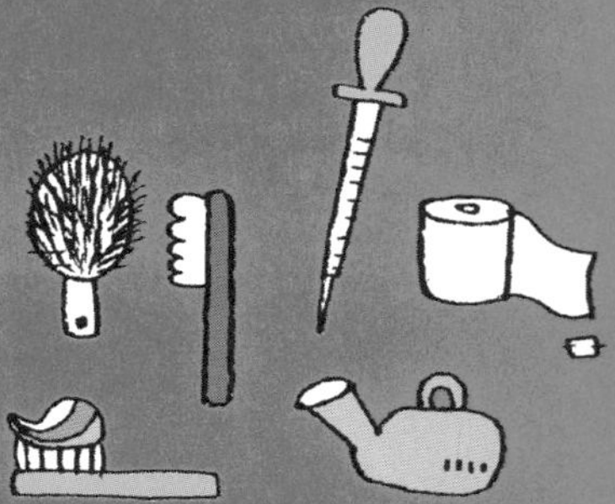

Q 突然ケアを始めても…いいのかな…？

ケアをするつもりで患者さんのお部屋へ行きました。始める前に、看護師としてどのような声かけをすればいいのだろう？

▼

A 必ず患者さんに説明し、実施の了解を得ましょう

ケアの前には必ず患者さんに説明を行い、実施の同意を得ましょう。

説明の内容は、

①ケア目的

なぜそのケアが患者さんにとって必要なのか？

②ケアの方法

どのように行うか？患者さんに協力していただくことがあれば、それをわかりやすく説明しましょう。

③所要時間

いつ始めるのか、どれくらいの時間がかかるのかをあらかじめ伝え、排泄などは済ませてから始めましょう。

▼

そのワケは？

医療行為を受ける際、患者さんはその内容についてよく説明を得て理解した上で（informed）、方針に合意する（consent）権利を有しています。看護ケアも同様に説明を得て、理解した上でケアに賛同し参加していただいたほうがよいでしょう。

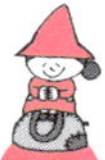

Point

会話例

「○○さん、同じ姿勢で寝ていると床ずれができてしまう恐れがありますので、少しお身体の向きを変えたいと思います。
今は右を向いていらっしゃいますので、左を向きます。
○○さんには、ベッド柵を掴んで身体を動かすところをご協力願えますか？
今すぐでよろしいですか？　お小水がしたいなど、ありましたらそれを先に済ませてからにします。」

このとき説明は、医学や看護学の専門用語を使わずに、患者さんにわかりやすい言葉で行いましょう。例えば、

褥瘡：**床ずれ**
陰部：**お下（しも）**
陰洗：**お下（しも）を洗う**
清拭：**お身体を拭く**
足浴：**足を洗う**

Q 「私の病気はなんなの？教えて」

受け持ち患者さんに病気のことを聞かれてしまった！ 当然知っているけど、そのまま伝えていいのかな？

▼

A 知っていても答えてはいけません

知っていても答えない。しかし無言でいては患者さんが不安になってしまいます。**「私はまだ学生なので詳しいことはわかりません。主治医（医師）からどのように聞いていらっしゃいますか？」**とたずねるのがよいでしょう。

▼

そのワケは？

医師は必ずしも真実のみを患者さんに伝えているとは限りません。インフォームド・コンセントの有無、取得されているとすれば対象は誰か（日本では本人ではなく家族の場合があります）、その内容など、あらかじめチェックしておきましょう。

しかし、患者さんによっては医師から説明を受けていてもたずねてくることがあります。説明の内容を理解していない、内容に納得がいかない、不安があるなど、いくつかの理由が考えられます。まずは、患者さんがなにを知りたいのかを明確にするとよいでしょう。

Q できないケアを患者さんに頼まれてしまった!

まだ習っていないケアや、学生が行ってはいけないケアを頼まれた。どう説明すれば信頼を失わず、お断りできるだろう?

▼

A できないことを素直に伝え、看護師や教員に報告しましょう

まだ学校で習っていないケア、もしくは学生が実施できないケア(創傷管理など)を頼まれた場合、できないことを素直に伝え、すぐに看護師や教員に報告しましょう。

▼

そのワケは?

学習していないケアや、やってはいけないとされているケアを、学生の判断で患者さんに提供することは非常に危険です。患者さんの安全は、看護学生であっても守らなければなりません。自分で勝手な判断はせず、すぐ報告しましょう。

患者さんにはできない理由を誠意をもってしっかりと説明すれば、決して信頼を失うことはありません。

Q 予定時間に **ケアが始められない!**

患者さんと約束した時間が迫っているのに、まだ準備が整っていない！　看護師さんも待っているけど…間に合わない！　どうしよう!?

▼

A あわてずに、患者さんにお詫びと説明をしましょう

あわてずに、すぐに患者さんのもとへ行き、お詫びと説明を行いましょう。
なぜ遅くなっているのか？
どのくらいお待たせしてしまうのか？
ケアが遅れることで困ってしまうことはないか？
などを伝えましょう。

その後、指導に当たる教員や看護師にも時間の変更を伝えることをお忘れなく。

▼

そのワケは？

遅刻する人にとってはほんの 10 分でも、待つ人にとってはとても長く感じられるものです。また、患者さんの生活のペースを学生の都合で乱すことはよいことではありません。時間はしっかり守りましょう。

環境整備

Q 患者さんのティッシュは使ってもいいの？

オーバーテーブルに少しお茶がこぼれてしまった。テーブルを拭くのに、ティッシュ１枚ぐらいならもらってもいいのかな？

▼

A 原則として、勝手に使用してはいけません

ティッシュペーパーやウェットティシューは原則として勝手に使用してはいけません。しかし患者さんのために使う場合であれば、声をかけて許可を得てから使いましょう。

▼

そのワケは？

ティッシュ・ペーパー1枚とはいえ、患者さんがお金を払って購入したもので、個人の私物です。それを勝手に他人が使ってしまったらどうでしょう？

とっさのときでも**「1枚いただいてよろしいですか？」**と声をかけられるようになってください。

Q テーブルの上に謎の物体が！ **捨てても大丈夫?**

テーブルの上に食べかけの食べ物やティッシュにくるまれた物を発見した。ゴミのようにも見えるけど、捨てていいのかな？

▼

A 患者さんに確認して捨てるか、適切な方法で保管しましょう

▼

そのワケは？

患者さんがあとから食べようと思って取ってあるものかもしれません。または食べきれないまま捨て忘れたものかもしれません。

かといって、いつまでもおいておくのは衛生的ではありません。勝手に捨てて、あとから探し回ることのないように、患者さんに確認して対処しましょう。

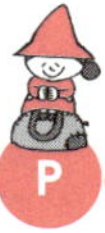

Point

高齢の患者さんの中には、入れ歯をティッシュにくるみ、オーバーベッドテーブルにおく方もいらっしゃいます。入れ歯は高価ですので、間違って捨てないで !!

Q 患者さんの**私物を壊してしまった!**

環境整備中に拭き掃除をしていたら、湯飲みや写真立て、置き時計などを床に落として壊してしまった！どうしよう!?

▼

A すぐ誠意をもって謝りましょう そのあとの対応も大事です!

すぐに誠意をもって謝りましょう。次に一言**「割れ物を片付けます。しばらくこのままでお待ちください」**などと断ってから部屋を離れ、片付け用具（手袋、雑巾など）の準備をしましょう。また、できるだけすみやかに教員か看護師に報告します。

患者さんが怒り出してしまった場合なども、黙って逃げ出さずに誠意をもって謝り、**「すぐに教員を呼んで参ります」**と断ってから部屋を出ましょう。

▼

そのワケは？

患者さんの生活の場にある私物が壊れてしまうということは、患者さんの安全が守られていないことに匹敵します。学校や病院によっては報告書（インシデントレポートなど）が必要な場合もあります。同じ失敗を繰り返さないためにも、しっかりふり返りましょう。

Q 患者さんの**私物にふれるとき**の配慮は?

オーバーテーブルを拭くときに、上においてある患者さんの眼鏡や置き時計をどうしたらいいの？

▼

A 患者さんに声をかけ、了解を得ましょう

「テーブルを拭きたいと思います。こちらの眼鏡や時計を少し動かしてもよろしいですか？」などと声をかけ、了解を得てからにしましょう。

▼

そのワケは？

患者さんの私物に黙ってふれたり、勝手に位置を変えることは失礼にあたります。拭き掃除などで患者さんの私物を動かす場合は声をかけてからにし、物品はもとあった場所に戻しておくようにしましょう。

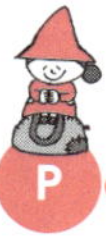

Point

ベッドサイドの私物は患者さんにとって思い入れのあるものも少なくありません。大切に取り扱ってください。

Q 脈拍·呼吸·血圧···測定した数値を忘れてしまった!

途中で話しかけられて、測った数値を忘れてしまった！「忘れてしまったからもう１度測らせてほしい」なんて言ってもいいの？

▼

A 忘れてしまった事を謝罪し、再度計測をお願いしましょう

忘れてしまった場合は素直に謝罪し、許可を得てから再度計測しましょう。ただし、あまり繰り返していると、信頼関係を構築できません。気を付けて！

▼

そのワケは？

患者さんに貴重な時間をとっていただいたのですから、あってはならいことです。しかし、わからないままにはしておけません。ましてや、患者さんからの信頼を失う恐れがあるからといって、適当な数値を報告するようなことは絶対にしてはいけません。バイタルサインは異常の早期発見に有効な観察の技術だからです。

Q 血圧がうまく測れない! どうしたらいいの?

いつもうまく測れてたのに、今日はよく聞き取れない!
「測れない」なんて言ったら患者さんが心配になるだろうし、
どうしよう?

▼

A 測れなかったことを伝え、再度計測をお願いしましょう

バイタルサインの測定中に脈拍がふれにくくなったり、血圧の値が聞き取れなくなったりした場合は、まず患者さんに測れなかったことを伝え、落ち着いて再度測定させていただきましょう。「ダメな学生と思われるかも…」と恐れて、ごまかしてはいけませんよ。

▼

そのワケは?

バイタルサインの測定は重要な観察の看護行為です。うまく測れなかったからといって中止にすることはできません。あなたが必要性をしっかり理解できていれば、あいまいな態度をとることもなく、患者さんに説明できると思います。

また、測定の途中で「あっ!」「あれっ?」などと声を出すと患者さんは驚いてしまいます。気をつけてください。

なにより、しっかり技術を磨いておきましょう!

Point

会話例

「血圧の値が途中で聞き取りづらくなってしまいました。
申し訳ありません。もう一度計らせていただけますか？」

血圧が３度続けて測れなかった場合、計測をやめ、10分後に再度測定させていただきましょう。次のような理由があります。

①短時間で３回のマンシェットの加圧は、患者さんの負担が大きい

②マンシェットの加圧により動脈が影響を受け、正しい値が測定できない恐れがある

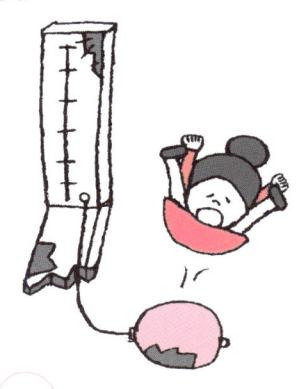

Q 血圧値をたずねられたけど教えていいの？

血圧を気にされている患者さん。今日はいつもよりかなり高い…。「いくつ？」って聞かれたけど、本当のことを言っていいの？

▼

A ちょっと待って！それは患者さんによります！

患者さんには自分の測定値を知る権利がありますが、伝えるタイミングが重要な場合もあります。患者さんによって異なるケースがあることを知っておきましょう。

▼

そのワケは？

伝える前に確認する：

血圧値を気にしている患者さんにとっては毎回の測定値が気になり、その値で一喜一憂する方もいらっしゃいます。受け持ち患者さんがそういう方の場合は、測定前に看護師や教員と方針を相談しておくとよいですね。

伝えてもよい患者さん：

毎日の血圧が正常範囲内で、測定した血圧も正常であった場合や、高血圧の既往がある患者さんであっても、測定値が正常範囲であった場合などは、伝えても特に問題ないでしょう。

Q 排便・排尿回数は、どうたずねればいいの？

重要な情報だけど、「うんち（おしっこ）は何回出ましたか？」では、なんだかお互い恥ずかしい。もっといい言葉は？

▼

A 「昨日1日でお通じ（お小水）は何回ありましたか？」

患者さんの年齢や、普段の言葉遣い、入院経験、あなたとの関係にもよりますが、「尿」「便」などの用語ではなく、日常的な用語を用いましょう。

▼

そのワケは？

排便、排尿は専門用語に近く、患者さんは耳慣れません。かといって、「うんち」「おしっこ」では表現が直接すぎて、小児や親しい関係でもない限り失礼にあたります。

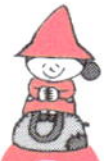

Point

尿→**お小水（しょうすい）**
大便→**お通（つう）じ**
と言い換えましょう。

Q 義歯の入れ方・はずし方

はじめて入れ歯を見た！「入れ歯をはずしてください」と言われたけど、ただ取り出せばいいの？患者さんは痛くないの？

▼

A 総入れ歯の場合は、まず上を、そのあとで下をはずします

総入れ歯を装着する場合、まず下部を装着後、上部を入れます。反対にはずす場合は、まず上部をはずし、そのあとで下部をはずします。

なお、患者さんが自分でできる場合は、**「ご自分でできますか？」**とうながしましょう。はずした義歯は一言かけてから洗い、所定の場所に保管しましょう。

▼

そのワケは？

入れ歯は歯茎に固定されていないので、上を装着しても、下に入れ歯が入ってないと落ちてきてしまいます。反対に、はずすときは先に下の入れ歯をはずすと、上の入れ歯が落ちてしまいます。このとき、下の入れ歯からはずそうとすると、上の入れ歯が邪魔をしてはずしにくいので口を大きく開いていただくことになり、患者さんの負担になります。

本来は自力で行ってもらうことが望ましく、自力でできることは自身でしていただきましょう。

Q 義歯の洗い方

入れ歯が汚れていたのできれいにしようと思ったけれど、たくさん食べかすがついてるし…どうしたらいいのだろう。

▼

A 手袋を装着し、まずはブラシで汚れを落としましょう

手袋を装着し、専用のブラシか市販の歯ブラシを用いて流水下で食物残渣などの大きな汚れを落としましょう。その後、専用の薬剤に漬けるか、水に漬けておくなど、患者さんがいつもやっているやり方をたずね、実施しましょう。

部分入れ歯の場合は、小さいので下水に流してしまわないように気をつけましょう。また、バネに汚れが残りやすいので、ていねいに洗うことが必要です。

▼

そのワケは？

歯間の汚れは水ですすいだだけでは落ちません。ブラシを用いるなどして、汚れを落としましょう。

一般に、歯磨き粉は研磨剤が入れ歯のプラスチック部分を傷つけるために、使用しないほうがよいともいわれています。入れ歯は高価なものです。看護師か患者さん、またはご家族に洗浄・保存方法を確認して実施しましょう。

Q 義歯を取ったあとは?

食事が終わって、患者さんの入れ歯をはずしたけれど、歯がないのだから、磨かなくてもいいのかな?

▼

A 歯肉を軽い力でブラッシングしましょう

義歯をはずしたら、歯肉を軽い力でブラッシングしてください。マッサージ効果が得られて、血行がよくなるでしょう。

部分入れ歯の場合は、バネがかかっていた歯の周辺をていねいに磨くことが重要です。残っている歯を守るためにも、歯の側面などさまざまな角度からブラッシングしましょう。

▼

そのワケは?

齲歯(むし歯)を予防することだけが口腔内清潔の目的ではありません。口腔内の粘膜、舌などの清潔は誤嚥性肺炎予防のためにも重要です。

Q 歯ブラシはどう洗う?

患者さんの口腔ケアが終わって、使ったあとの歯ブラシは、どうやって洗えばいいの?

▼

A 隙間に食物が残らないようしっかり洗い流します

手袋をしてブラシの隙間に食物が残らないようしっかり流水で洗い流しましょう。洗い終わったブラシは水気を切り、乾かします。

▼

そのワケは?

口腔ケアをした歯ブラシには食物残渣と体液(唾液)が付着しています。スタンダードプリコーション(標準予防策)を実施し、手袋で自分の身体を守りケアを実施しましょう。

また、歯ブラシを濡れたまま放置すると雑菌繁殖の温床となります。乾かしてからケースにしまうなどしてください。

Q 患者さんに**車いすを押してほしい**と頼まれた

「ちょっとトイレまで押してよ」と車いすの患者さんに頼まれた。いつもは看護師さんが押しているけど、忙しそうだし、距離もわずか。お連れしようかな？

▼

A 1人で押さず、看護師か教員を呼びましょう

▼

そのワケは？

車いすへの移乗・移送が許されている場合、お手伝いしたり、見守ることは問題ありません。しかし、車いすへの移乗・移送では、事故が多く発生しています。患者さんが移乗中に転倒する、移送中に急変するなどの可能性を考えると、学生がひとりで移乗・移送を実施するのは危険です。

実習中の患者さんの安全確保の最終的な責任は看護師にあります。もし事故が起こってしまったら…!?自分だけの問題では済みませんよ。

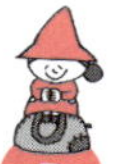

Point

検査が終わった後、患者さんに「早く病棟に連れて帰ってよ」と頼まれ、断り切れず車いすをひとりで押してしまった…患者さんの安静度によってはインシデントになります。検査室の受付から病棟に連絡し、迎えに来てもらいましょう。

レクリエーション

Q 突然、患者さんから**散歩に行こうと誘われた**

患者さんが「天気が良いから散歩に行きましょう！」とベッドから立ち上がった。一緒について行けば散歩してきてもいい？

▼

A ケアプランにない場合は、看護師か教員に報告しましょう

▼

そのワケは？

入院加療中の患者さんには、医師が指示したそれぞれの「**安静度**」があります。患者さん自身は「自分だけで売店に行ける、散歩に行ける」と思っていても、実は医師の許可が出ていない場合もあります。

受け持ち患者さんの安静度はしっかり把握することが重要ですが、もし突然散歩などに誘われて判断がつかない場合は、すぐに看護師や教員に報告して指示を仰ぎ、事故を未然に防ぎましょう。

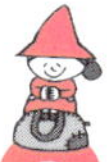

Point

ひとりで歩くことができない患者さんはもちろんのこと、**病棟の廊下を自由に歩いている患者さん**でも注意が必要です。

Q 脱がせた**下着はどうするの?**

脱がせた下着は清拭後にまた着ると思って、オーバーテーブルの上においたら怒られた。どうすべきだったの？

▼

A お下（陰部）用の肌着なので、できるだけ足もとにおきましょう

▼

そのワケは？

恥ずかしいので目につくところにはおきません。また、たとえ着る前であっても、下着は不潔なもの（不潔になるもの）として食事や清潔なものをおく場所にはおきません。まわりからみえにくいベッドの足もとや布団の中に、ちょっと隠しておくなどの配慮があるとよいです。

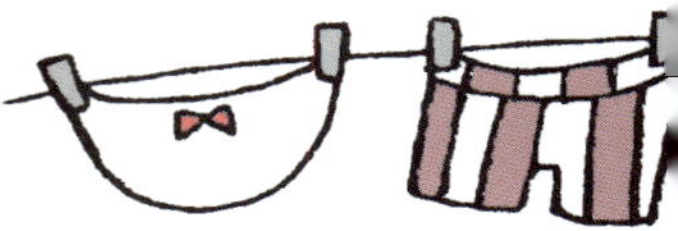

Q 脱がせた**下着が汚れていた**どうしよう？

今日は下着を交換する予定ではなかったけど、下着が汚れている。変えていいの？患者さんに言ってもいいの？

▼

A 患者さんに事実を伝え、交換を勧めましょう

▼

そのワケは？

患者さんが持っている下着の予備数にもよりますが、汚れている場合はその事実を伝え、交換を勧めましょう。

私物ですし、洗濯には手間やお金がかかりますから、勝手に替えることはできません。伝えて相談することが大切です。「**下着が少し汚れているようなのでお取り替えしましょうか？**」など、言い方には配慮しましょう。

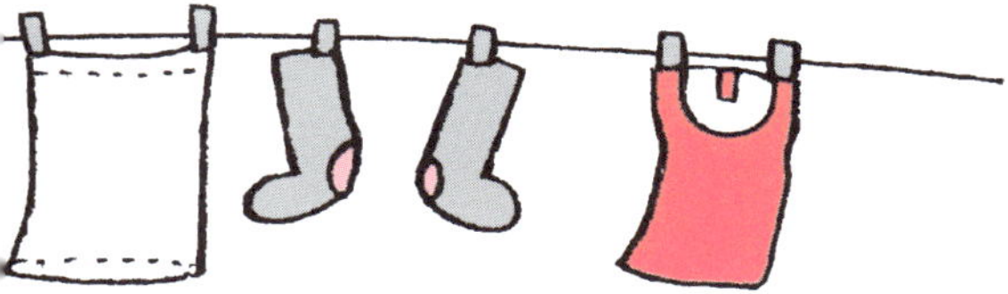

Q パジャマは**毎日着替える?**

清拭のときには寝衣を交換するって習ったけど、今日はどうすればいいんだろう？　どのパジャマを着せるの？

▼

A 患者さんの私物か、病棟の貸し出しかによります

患者さんのパジャマ（私物）ならば患者さんに着替えるかを確認しましょう。病棟の貸し出し寝衣ならば病棟のルールに従って交換します。

▼

そのワケは？

洗濯にはお金と時間がかかります。不用意に交換しないほうがよいでしょう。

ただし、汚れや破損が著しい場合には、すみやかに交換したいものです。私物ならば患者さん、病棟の貸し出し物なら看護師に、交換してよいか相談してみましょう。

Q どう実施すればいいの? タオルを使うのかな?

清拭には患者さんのどのタオルを使ったらいいの？

▼

A 患者さんの私物を使うときは1つ1つ確認しましょう

▼

そのワケは？

病棟のルールにもよりますが、個人の私物を使うのであれば、患者さんに目的を告げて、どれを使えばよいのか確認します。

使ったタオルを洗濯するのは患者さんやご家族です。お金も時間もかけさせてしまいます。効率よく使って、洗濯物は必要最低限に抑えましょう。

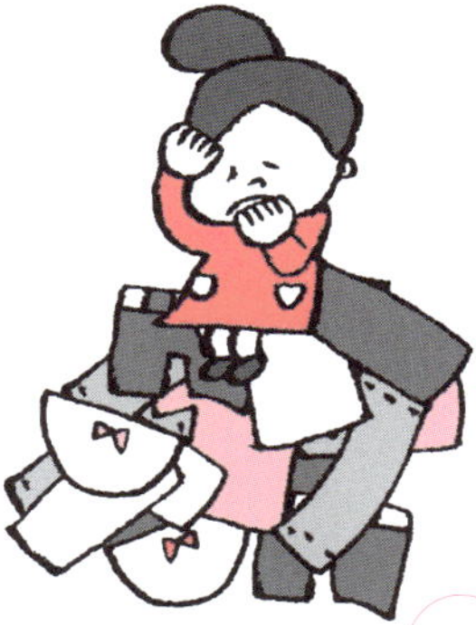

Q 脱いだ靴下はどこにおいたらいいの？

脱がせた靴下を、わかりやすいように患者さんの枕の横においたら嫌な顔をされてしまった。どこにおいたらいいのかな？

▼

A 頭の近くではなく、できるだけ足もとにおきましょう

顔に足を近づけられて気分のよい人はいないでしょう。靴下は足に履くものです。同じく、頭の近くではなく、できるだけ足もとにおきましょう。

▼

そのワケは？

頭部は清潔度の高い場所です。たとえ歩いていないから足が汚れていない患者さんでも、足と頭の清潔度を同じと考えてはいけません。清拭の場合も、顔→首→胸…→足→陰部となりますね。ケアに集中しすぎて、忘れてしまわないように気をつけましょう。

Q 垢が出てきて止まらない いつやめたらいいの?

足が汚れていたので、はりきって足浴を開始。でも、いつまで擦っても垢がボロボロ出てきて止まらない。途中でやめてもいいの?

▼

A 一度にがんばらず、毎日少しずつきれいにしていきましょう

目的にもよりますが38〜40℃前後で10分間が標準的な足浴の手法です。1度にがんばらず、毎日実施して少しずつきれいにしていきましょう。

▼

そのワケは?

1度のケア時間が長いと患者さんに負担がかかります。また、男性などはあまり長いと嫌になり、次回断られてしまうことなどがあるようです。

足の裏の角質は長い間かかって肥厚したものです。1度に全部取り去ろうとするのは難しいでしょう。その際、毎日少しずつきれいにしていくことを患者さんに説明すると、ケアの効果を実感してもらう機会になるかもしれませんね。

Q 爪切りしてって頼まれた してもいいの?

足浴が終わったら、爪がふやけてやわらなくなってる。爪を切ってと言われたけど…

▼

A 爪切りは危険を伴う行為。看護師か教員に相談しましょう

▼

そのワケは？

爪と指の先の形状によっては、深爪や指先を傷つけてしまうこともありますので気をつけましょう。テキストを参照し、家族や友達の爪を切って練習しておくとよいですね。

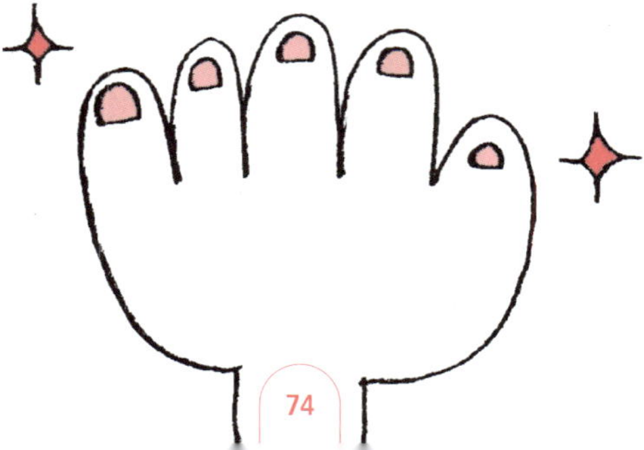

Q 抜けた髪の毛はどうしたらいいの？

洗髪をしたら、髪の毛がたくさん抜けてしまった。これを見たら、患者さんはどのように感じるだろうか？

▼

A 患者さんに見えないように、素早く処理しましょう

▼

そのワケは？

患者さんによっては抜け毛を気になさる方がいます。髪には、**生命力**や**女性らしさの象徴**としての側面があるからです。

みなさんのように毎日洗髪できない方や抗がん剤を使用していらっしゃる方などは、１度の洗髪で驚くほどたくさん抜けることがあります。「うわー」など騒がず、静かに、そしてすみやかに処理しましょう。

Q 寝衣をぬらしてしまった!

洗髪が終わって、衣服を整えていたら患者さんの寝衣がぬれていた！　疲れた患者さんに寝衣交換も言い出しにくいし、どうすれば…

▼

A すみやかに患者さんに謝罪し、寝衣交換を手伝いましょう

▼

そのワケは？

洗髪のケアで寝衣をぬらすことはあってはならないことですが、失敗することは誰でもあります。そういうときは真摯な態度で謝り、**「お着替え手伝います」**などの声をかけましょう。

患者さんの中には「すぐ乾くからいいよ」などとそのままにする方もいらっしゃいます。**季節**や**室温**、その方の**状態**を加味して、危険と判断したときは寝衣交換を勧めましょう。

Q 患者さんが**むせてしまった**どうしよう？

食事の援助をしていたら、患者さんがむせてしまった。ずいぶんつらそうに咳き込んでいるけど、このまま見ているだけでいいの？

▼

A すぐに治まらないようならば看護師を呼びましょう

少しのむせで、患者さん自ら咳嗽して治まるようならば、そのまま食事を続けてよいでしょう。治まらずに呼吸苦があらわれるようならナースコールを押して看護師を呼びましょう。患者さんの安全を守るため、くれぐれも患者さんをひとりにしてその場を離れないようにしてください。

▼

そのワケは？

誤嚥により窒息や肺炎を引き起こす可能性があり、場合によっては気道確保や吸引といった処置をすることがあります。また、呼吸ができない状態は生命の危機を強く感じるものです。看護師が来るまで状態観察をしながら、患者さんに付き添ってください。

Q 脱いだ下着はどこにおいたらいいの？

便器をあてるのに下着を脱いでもらいました。排泄が終わったらまた履いてもらうのだけど、それまでどこにおけばいいのだろうか？

▼

A 患者さんの頭の近くにおくのは避けましょう

患者さんの頭の近くにはおかずに、たたんでからベッドの足もとの隅、いすの上などにおいておきましょう。

▼

そのワケは？

排泄がしたくなってからコールされて実施する排泄のケアは、時間との勝負です。しかし、いくらあわてているからといって、さっきまで身につけていたパンツなどの下着が自分の顔の近くにおかれているのは気分のよいものではありません。

内服介助

Q 錠剤が床に落ちてしまった! どうしよう…

薬を飲もうとした患者さん、手を滑らせて錠剤を床に落としてしまった。「もったいないから飲む」と言われたけど、床は汚いし…

▼

A 落とした錠剤を回収し、看護師に報告しましょう

落とした錠剤を回収し、看護師に報告しましょう。報告時は簡潔明瞭に、落とした状況を説明できるとよいです。

▼

そのワケは？

病院の床は雑菌でとても不潔です。落としたものを口に入れることがないようにしましょう。

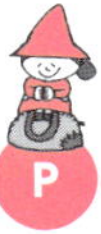

Point

環境整備中、シーツの中からいつのものだかわからない錠剤が出てきて、患者さんに「今飲んじゃうわ」とか「ゴミ箱にでも捨てておいて」などと言われることがあります。そのときもあわてず錠剤を回収し、看護師に報告しましょう。

Q 薬を飲むときの水の量は、どのくらい?

患者さんが水をほとんど飲まずに内服をされた。これではよくないと思うのだけど…どのくらいの量の水が必要なのかな?

▼

A 内服時はおよそ150mLの水で飲むように指導します

▼

そのワケは?

水が少ないと薬が食道で詰まり粘膜が炎症を起こすことがあります。また、水なしで服用すると、のど付近に詰まり気管に入ってしまう危険があります。

患者さんによっては水なしで内服する方もいますが、コップ1杯の水で飲む必要性を説明しましょう。

Q 水は**水道水でいいのかな?**

患者さんに「お薬を飲むからお水をちょうだい」と言われた。水道の水でもよいのだろうか？

▼

A 準備する前に患者さんにたずねましょう

▼

そのワケは？

湯冷まし（一度沸かして冷ました湯）を用意している場合もありますが，最近は，皆さんペットボトルの水を飲んでいらっしゃいます。また，床頭台にペットボトルの水があるからといって，勝手に準備してはいけません。患者さんに断ってから援助しましょう。

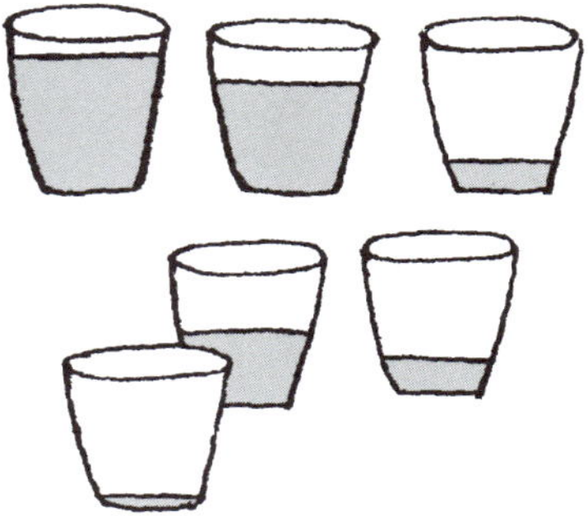

Q 患者さんの**点滴ボトルが空になっていた**

点滴が空になって、患者さんが心配している。次の点滴が準備されているし、交換の方法も学校で習ったから、交換してもいいよね？

▼

A 患者さんに断り、すぐに看護師に報告しましょう

▼

そのワケは？

点滴が終了したままにしておくと、刺入した針の先で凝血が起こり、点滴ルートが詰まって使用できなくなってしまいます。すぐに対応しましょう。

また、患者さんの中には「空気が身体の中に入るのではないか？」「空気が入ったら死んでしまうのではないか？」と思っている方もいます。**「流れている血液の圧力によって、空気は血管の中に入っていきません」**と説明して安心させることも大切です。その場を離れるときには、忘れずに声をかけるように！

Q 患者さんに「**点滴が逆流している**」と言われた

▼

A 患者さんに断り、すぐに看護師に報告しましょう

▼

そのワケは？

接続している点滴ボトルが終了していて少量逆流する場合があります。これは薬液が上から押す圧力が静脈の圧力に負けている状態を示します。さらに逆流して吹き出すことはありませんが、すみやかに看護師に対処してもらいます。

学生が入院患者の輸液の操作を実施することは許可されていません。

Q 患者さんに「**点滴の部位が痛い**」と言われた

▼

A 痛む部分を確認・観察し、すぐに看護師に報告しましょう

▼

そのワケは？

点滴中は血管炎を起こしたり、刺入部が炎症を起こしたりすることがあります。痛みをもったまま生活することほどつらいことはありません。患者さんの訴えには素早く反応し、対応することで信頼感も生まれます。

ただし、学生が判断できることではありませんので、痛む部位の観察情報を看護師に報告しましょう。

Q 「点滴の操作をしてくれない?」

患者さんに「早く終わらせたいから、点滴を少し速めてくれない?」と言われた。あとで報告すれば速くしても大丈夫?

▼

A 学生は点滴の操作ができないことを患者さんに伝え、すぐに看護師に報告しましょう

▼

そのワケは?

学生がひとりで入院患者の輸液の操作を実施することは許可されていません。

点滴は生命の危機に直結する医療行為です。看護師免許を取得する前の学生が医療行為を行うことは**禁止**されています。そのため、もし事故が起こってしまった場合、医療者として責任をとることもできないのです。

Q 患者さんの**輸液ポンプが鳴りはじめた**

お話中に輸液ポンプのアラームが鳴り出した。患者さんが驚いて、「早く音を止めて！」と言ったけど、私が止めてもいいのかな？

▼

A 輸液ポンプにはふれず、すぐに看護師を呼びましょう

▼

そのワケは？

点滴の操作と同様、学生がひとりで入院患者の輸液の操作を実施することは許可されていません。

輸液ポンプは輸注速度や輸注予定量を設定することができる医療器械です。輸液ポンプを使用している患者さんは、それだけ輸液の管理が重要だということです。ポンプ使用で阻害される日常生活動作の援助を実施することは必要ですが、ポンプ自体の操作は避け、「**異常の早期発見**」と「**報告**」に徹しましょう。

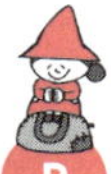

Point

ポンプの操作はできませんが、**仕組み**や**操作方法**、**与薬内容**や**量**を理解することは学生であっても可能です。しっかり調べて実習しましょう。

Q 忙しそうなとき、**どこにいればいいの?**

はじめての手術室見学。みんな忙しそうに動いているけど、どうすれば邪魔にならないかな？　隅にいたら、やる気ないと思われるのかな？

▼

A 考えてもわからないので、率直に看護師にたずねましょう

慣れない場所での実習にはとまどうものです。思い切って**「私はどこに立っているのがよいでしょうか？はじめてでわからないので教えてください」**と聞いてしまいましょう。

▼

そのワケは？

手術室は清潔野と不潔野が明確に分かれています。慣れない人が動き回ると、滅菌物品を不潔にする恐れがあります。

マスクをしていてキビキビと働く看護師は一見怖くみえますが、看護師もマスクをしているあなたが一体なにに困っているか、わからないときがあります。そういうときは、はっきりと聞きましょう！

Q 受け持ち患者さんに **話しかけていいの?**

受け持ち患者さんと手術室に入りました。患者さんが不安そうにしているのがわかるけど、私がそばにいたら邪魔になるのかな？

▼

A 麻酔がかかるまでは、そばにいるのがよいでしょう

手術室入室から麻酔がかかるまでの間は、安心していただくために患者さんのそばにいるのがよいでしょう。

ただし、看護師に患者のそばにいるというケアの目的を説明し、了解を得てから実践しましょう。

▼

そのワケは？

手術室ではほとんどの患者さんが緊張しています。受け持ち患者さんにとって、見慣れた顔ぶれはあなたと主治医の先生ぐらいです。必要なときは手をにぎるなどして、不安を取り除き、勇気づけましょう。

ただし、勝手な行動は患者さんのためになりませんので、まずは手術室の看護師に**「患者さんに話しかけていいですか？」**と確認してから行動するようにしてください。

検査室

Q 「お迎えに来ました」と言ったら嫌がられた

検査が終わった患者さんを迎えに行ったとき、「お迎えに来ました」と言ったら、「そんな言葉を使わないで」と悲しげな顔に…

▼

A 「天国からのお迎え」を連想したのでしょう

▼

そのワケは？

「お迎え」という言葉で、「あの世からのお迎えが来る」といったイメージをもつ方は少なくありません。病気で入院し、気持ちが弱っているときですから、言葉で患者さんを傷つけないように気をつけましょう。

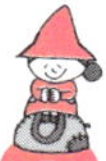

Point

手術当日の朝、「このお部屋にはもう戻りません」と説明したときのこと。患者さんは悲しそうな顔をして、家族も不安そうに「戻らないって、どういうことですか !?」とたずねてきました。
手術後に看護師が頻繁に足を運ぶことになるので、ナースステーションの近くのお部屋に移動することを伝えたかったのですが、患者さんと家族は「**二度と手術室から戻って来られない（死を連想する）**」と受け取ったようです。
相手のおかれている立場によって受け取り方が大きく異なることを念頭に、言葉を選ばなければなりませんね。

Q 見学したいけど、どうしたらいいの？

受け持ち患者さんが検査を受けます。見学したいけど、患者さんについていけば、勝手に入っても怒られないよね!?

▼

A 検査室の方に、自分の身分と見学の希望を伝えましょう

検査室の方に、自分の身分（検査を受ける患者の受け持ち看護学生であること）と見学したいということを伝えましょう。可能ならば見学は許されるはずです。

▼

そのワケは？

検査の見学も実習では重要な学びのチャンスです。ただ見学するのではなく、学生とはいえ援助者として検査を受ける患者さんの手助けをしましょう。そのためには事前学習が必要であることをお忘れなく！

また、検査項目によっては見学できないものや検査室の許可を得る必要があるものもあります。教員と相談しましょう。プライバシーにかかわる問題ですので、患者さん自身にも、検査を見学してもよいか確認をとりましょう。

Q どんな態度で **指導・教育をすればいいの?**

ケアプランの中で患者さんを指導をすることになった。実習中、私の数々の失敗をみてきた患者さんに、どんな態度で接したらいいの!?

▼

A 専門家として真摯な態度で、自信をもって実施しましょう

▼

そのワケは?

たとえ学生であっても、健康の専門家として患者さんに知識を伝えるのですから、自信をもって、堂々とお話ししましょう。

そのためには十分な学習と、その患者さんをよく理解していること、そして適切な言葉づかいが求められます。ていねいな話し方や敬語が苦手な人、緊張する人は予行演習をしておくほうがよいですね。

また、目の前の患者さんが今後どのような生活を送ることが望ましいかだけを一方的に伝えるのではなく、対話しながら進めていきましょう。信頼関係のできている患者さんなら、きっと真剣に聞いてくれます。

Q 患者指導はベッドサイドで実施してもいいの?

これからの生活など、かなり患者さんの個人的なことがらについてふれるけど、お部屋で実施していいのだろうか？

▼

A 話の内容によって場所を選びましょう

▼

そのワケは？

指導内容、患者さんが自分の病気についてどう感じているか、病気の種類や重症度、病歴によって、どこで行うか判断します。

腹部マッサージなど、ケア中に実施したほうが効果的なものや、食事など日々の生活にかかわることならばそのタイミングに実施するのが効果的でしょう。しかし、深刻な合併症の予防や、ストーマの管理など詳細なことがらについては、患者さんと相談して決定します。

もちろん、看護師や教員とも相談し、もっとも効果的で患者さんに失礼のない環境を整えましょう。

Q 難しい質問をされた! どうやって答えよう?

しっかり調べたけど、答えられない質問をされた。ここで「わかりません」と言ったら、指導内容が全部嘘のように思われないかな？

▼

A わからないことを正直に答えましょう

事前学習が及ばず、答えられない質問に対しては、正直に**「わかりません」**と答えましょう。

▼

そのワケは？

質問があるということは、患者さんが知りたいと感じている、もしくは不安を覚えているということなのでしょう。指導終了後に疑問点を再度自分で調べて伝えましょう。

実習期間中では無理な場合は看護師に質問内容を申し送りましょう。また、その旨を患者に伝え、疑問を残したまま退院しないように配慮しましょう。

知ったかぶりや、あいまいにして逃げる…などは患者さんのためになりません。正直に！

Q 患者さんに**お菓子を差し出されてしまった**

お話中に飴を 1 粒差し出された。「私も食べるから、あなたも 1 つどうぞ」と言われたので、飴ぐらいならもらっていいよね。

▼

A 実習中・勉強中であることを伝え、ていねいにお断りしましょう

▼

そのワケは？

患者さんの中には学生を気づかい、または感謝の気持ちを込めて、物や食べ物をくださる方がいます。「これくらいならいいじゃないの！」と勧められると申し訳なくなり、断るとかえって気分を害するのではないかと心配になってしまった場合は、まず教員か看護師に相談し、必要ならば間に入ってもらうとよいでしょう。

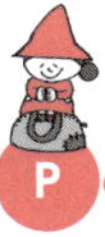

Point

売店に一緒に行ったときに、「なにか買ってあげるよ」などと言われた場合も同じです。金額の高低に関わらず、**「私は勉強中ですのでお気持ちだけありがたくいただきます」**とていねいにお断りしましょう。

Q 患者さんに**買い物を頼まれてしまった**

売店に行けない患者さんに、メモとお金を渡されて、買い物を頼まれた。買い物に行くのもケアの 1 つなのかな？

▼

A すぐに受け取らず、すみやかに教員に報告・相談しましょう

▼

そのワケは？

患者の金品を取り扱うことはトラブルのもとです。金額が少ないからといって安易に手にしてはいけません。

学校や施設の方針にもよりますが、対応がわからない場合は自己判断で要求を受けずに、まずは教員に相談しましょう。

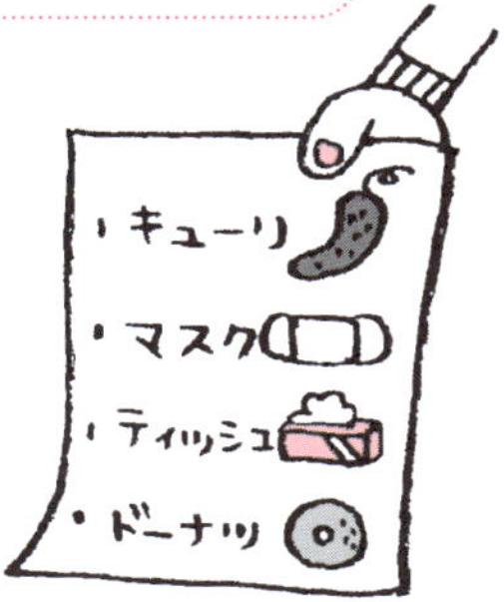

Q 患者さんや面会の方々と **エレベーターに乗ったら**

病院内で、外来患者さんや面会にいらした方々と同じエレベーターに乗り合わせた。ぼ～っとしてたらダメ…だよね？

▼

A 道を譲り、ボタン前に立って ボタン操作をしましょう

▼

そのワケは？

ユニフォームを着てその場にいる限り、あなたも立派な病院の一員です。受け持ち患者さんのみでなく、入院している患者さんには医療者としての配慮を忘れないように気を付けましょう！

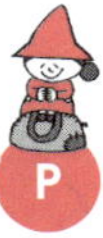

Point

おおむね、**「何階ですか？」**で通じます。

実習後

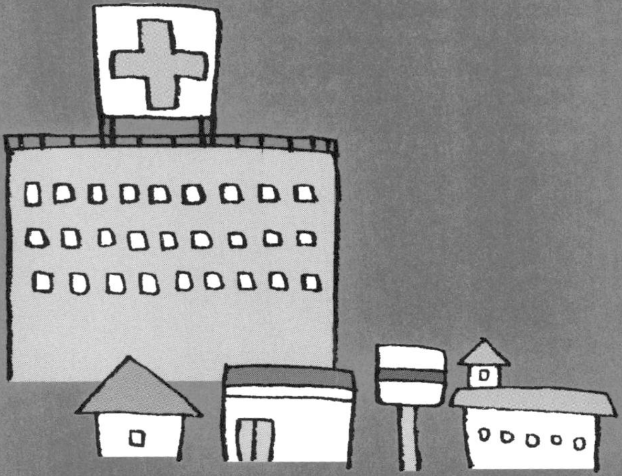

Q コンビニに行きたいけど、**実習衣のままでもいいの?**

学校や病院の外に買い物しに行きたいけど、実習衣を着たまま行っても大丈夫かな？

▼

A 許可されている売店以外では控えましょう

▼

そのワケは？

病院で着ている実習衣にはさまざまな病原菌がついている危険性があります。また、外にいる病原菌を実習衣につけ、病院内に持ち込んでしまうことも考えられます。食べ物を扱っているところに菌を運んでしまったり、抵抗力の弱い患者さんのところに外から菌を持ち帰ったりしてしまうことになります。病院内外で菌のやりとりが生じるのを避けましょう。

Q さて昼休み お昼の休憩に行こう!

昼休みの時間になったから、休憩に行こうと思うんだけど、誰にもなにも言わなくても平気かな？

A 休憩時間を伝えてから病棟を離れましょう

そのワケは？

患者さん、担当の看護師、教員に休憩に入ること、帰ってくる時間を伝えてからでかけましょう。また、休憩が終わったら、病棟に戻って来たことを知らせましょう。

いつ休憩に行ったのかがわからないと、みんながあなたを探してしまいます。また、帰って来たことがわからないと、声をかけることができません。いつ、どこで、なにをしているかを周囲の人たちに知らせておくことも、チームワークでは重要です。

Q 控え室の中では **自由にしててもいい?**

待ちに待った休憩時間。控え室で同じグループの友達と、いつものように楽しくおしゃべりしてリラックスしてもいいんだよね?

▼

A 控え室でも周囲への配慮を忘れずに

▼

そのワケは?

控え室は、多くの人が一緒に休憩をする場所です。静かな環境で休憩したい人も利用しています。楽しくお話をするのはいいのですが、大声をだして笑ったり、話したりするのは控えましょう。

また、食事が終ったら、食べ残し、飲み残しはきちんと片づけて、快適な休憩室づくりを心がけましょう。立ち去るときにもう1度、確認すると効果的ですよ!

更衣室から病棟までの移動

Q 病棟を出入りするときに気をつけることって?

あいさつはしてるけど、実習病棟に出入りするとき、他にしておいたほうがいいことってなんだろう?

▼

A 石けんで手を洗いましょう

▼

そのワケは?

病棟に入るとき、出るときは必ず石けんで手洗いをしましょう。うがいも一緒にすることをお勧めします。菌を持ち出さない、持ち込まないためにも大切なことです。

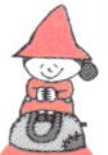

Point

帰るときにはポケットをチェックしてみましょう。**医療廃棄物**や病棟の**体温計**などが入っていることもあります。院外に持ち出さないように!

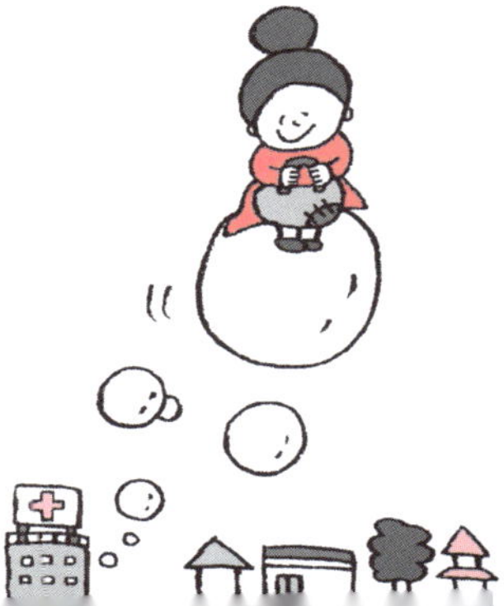

Q 病棟までの往復で気をつけることって？

実習衣に着替えてから、病棟まで歩いて行くときになにか注意することってあるの？

▼

A 静かに1列で歩きましょう

▼

そのワケは？

病棟に行くまでは緊張感で気持ちが高揚し、病棟から帰るときは開放感からリラックスした気分になることでしょう。そんなときの仲間との会話はついつい興奮してしまい、周囲に目がいかなくなるものです。特に、グループで移動するときは横に広がって歩いたり、大声を出したりしないよう注意しましょう。他の人の通行の妨げになります。実習衣を着ていれば、看護学生であることはわかります。医療従事者としての振る舞いを身につけ、いつ誰に見られても恥ずかしくないような行動を心がけましょう。

Q なんとか**ぎりぎりセーフ!**
間に合った!?…あれっ?

実習開始時間ぴったりに病棟に着いて、なんとか間に合った！…あれ、みんなの私を見る目が少し変？？？

▼

A 5分前行動を心がけましょう

▼

そのワケは？

実習場所には、時間に余裕をもって到着するようにしましょう。ぴったりに着くように…と考えていると、意外なハプニングが起きたときには遅刻してしまいます。また、急いでいると視野が狭くなり、途中で交通事故や、人との接触事故を起こす可能性が高くなります。5分前には集合場所に到着できるよう十分な時間を計算し、ドタバタとあわてた気持ちをしずめてから実習に臨めるようにしたいものです。

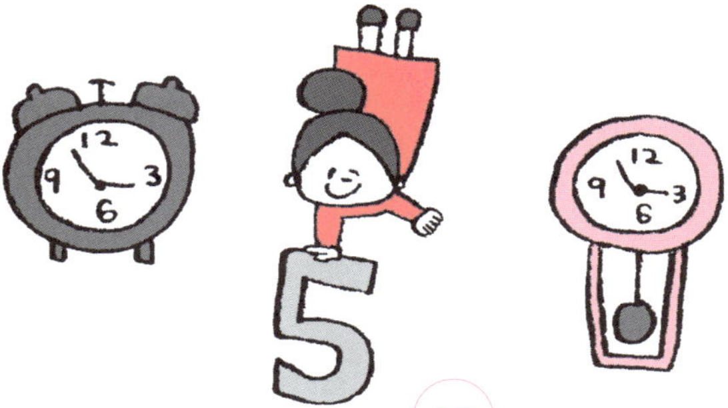

Q 更衣室で気をつけることは?

更衣室での着替えやロッカーの使用で、なにか気をつけることってあるのかな?

A ロッカーの鍵は必ずかけましょう

そのワケは?

　更衣室の設置場所によっては、不審者が侵入してくることも十分考えられます。衣服や貴重品などが盗まれてしまう可能性もあります。嫌な思いをするのは自分だけではありません。ロッカーにはしっかりと鍵をかけて、防犯対策を万全にしましょう。

　また、自分が着替え終っていても、まだ他の人が着替えているかもしれません。更衣室のドアを開け閉めする際は、**「ドアを開けても大丈夫ですか?」**とひと声かけ合うことも忘れないようにしましょう。

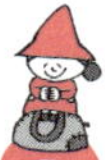

Point

もし、ロッカーのものが盗まれてしまったら、学校であれば教員や事務員、病棟であれば師長やスタッフあるいは指導教員にすみやかに報告してください。まあいいやと黙っていると、また同じ事件が起こる可能性があります。

Q カルテや看護記録を見るときの注意点は？

カルテや看護記録を見るときに注意することってなんだろう？

▼

A 必ず元に戻しましょう

▼

そのワケは？

カルテや看護記録を見たあとは、必ずもとの場所に戻しましょう。位置を勝手に変えてしまうと、他の人が使いたいときにすぐに見つからず、業務に支障をきたすことも考えられます。電子カルテを使用する場合は、その場を離れるときに必ずログオフしましょう。第三者があなたの ID を使って情報を盗み見る可能性もあります。また、使用中になっているとそのパソコンを他の人が使えません。

それから、スタッフステーション（看護室）以外に勝手にカルテを持ち出してはいけません。許可された場所で閲覧するようにしましょう。

同室患者さんの病状が気になるなどの理由で、自分の受け持ち患者さん以外のカルテや看護記録を勝手に見てはいけません。実習をする約束を交わした受け持ち患者さんだけが、看護学生がカルテや看護記録を見ることを了承しているのです。

Q 実習記録は どこで書いてもいいの?

帰りの電車、座れたから今日の分の実習記録を書こうかな。
あれ、でも隣の人から見えてるみたい…

▼

A 他者の目にふれない場所で書きましょう

▼

そのワケは？

電車やバスなどの公共機関、ファミリーレストラン、喫茶店など多くの人が利用する場所で実習記録を見たり、書いたりしないこと。第三者に患者さんの重要な情報が漏れる危険性があります。学校や病院の指定された場所、あるいは自宅で記録するしましょう。できれば自分の家族にも記録を読まれたりしないように注意してください。受け持ち患者さんは看護学生の勉強のためにと思って、自らの情報を提供しているのです。

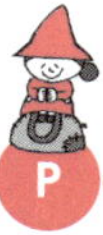

Point

万が一、見られてしまったとしても、個人を特定されないように、患者さんの名前、生年月日などの情報は、関係のないアルファベットに置き換える（X 氏、P 氏)、60 代にするなどの対策を行っておくとよいでしょう。

Q 実習記録は **自分だけが読めればいい?**

実習記録は自分の勉強のためだから、自分だけが読めればいいよね。でも私の実習記録を読んでる先生の表情が曇ってる…

▼

A わかりやすくていねいな字で書きましょう

▼

そのワケは?

自分のためだけのメモであれば乱雑な字でもかまいませんが、実習記録は看護学生の指導のために、教員や実習指導者、病棟看護師も読むものです。せっかく書いても、他者に理解してもらえなければ意味がありません。文字はできるだけていねいにわかりやすく書くよう心がけましょう。

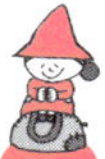

Point

文字に自信がなく、**パソコンで実習記録**を書くことが学校から許可されている場合は、活用してもいいでしょう。他者と共用しているパソコンを利用する場合は、実習記録の**データをパソコンの中に残さない**こと。家族にもみられないようにしましょう。情報は**セキュリティーロック機能**のついたUSBメモリなどで管理するとよいでしょう。

記録物の扱い

Q しまった!　実習の**記録用紙がバラバラに…**

実習記録は種類もたくさん、記録用紙もどんどん増えてくる！　とりあえず保管はしてるけど、用紙はバラバラで順番もぐちゃぐちゃ…

▼

A 記録用紙はきちんとファイルに綴じましょう

▼

そのワケは？

実習記録の用紙がバラバラのままだと、落としてしまう危険性が高くなります。記録用紙に穴を開けるなどして、ファイルにきちんと綴じましょう。バラバラにしておくと、整理も大変。記録の見直しをするのも面倒になってしまいます。ステキなファイリングで気持ちよく実習に臨めるようにしましょう。

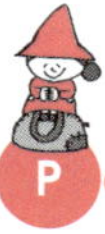

Point

実習の記録は決してなくさないよう、管理を徹底してください。また、万が一紛失してしまった場合は、すみやかに教員に報告しましょう。

KEI-GO
敬語表現

敬語を使うのは難しい！ゲンミツには色々な分類や使い方があるのですが…ここでは **KAN-TAN** にまとめました。

あまりに堅苦しいとコミュニケーションが深まらないこともありますが、失礼しちゃうのも考えものです。時と場合によって使いこなせるといいですね♪

相手を敬う尊敬語

相手の動作などに用いることで、相手を敬う（上げる）表現です。

❶ お(ご)～～になる・なさる・くださる

ご家族が**お**帰り**になる**そうです。
「何かありましたら**お**知らせ**ください**！」

❷ ～～れる・られる

そろそろ患者さんが戻**られる**はずです。

❸ お(ご) ＋ 名詞・形容詞

お言葉、**お**連れの方、**ご**両親、**お**忙しい、**ご**多忙

へりくだって謙譲語

自分や身内の動作などに用いることで、自分の行為をへりくだって（一段下がって）表現し、間接的に相手を敬う表現です。

❶ お(ご)〜〜する·いたす

患者さんをレントゲン室に**ご**案内**し**ます。

❷ お(ご)〜〜いただく·願う

患者さんに、思い当たることを**お**話し**いただく**。
お荷物を**お**引き取り**願う**。

目上の方には丁寧語

ていねいな言い方を用いることで、相手を敬う表現です。会話では、尊敬語や謙譲語とセットで使われることも多いです。

❶ 〜〜です·ます

外は桜が満開**です**。

❷ お(ご) ＋ 名詞

お茶、**お**菓子、**ご**飯

覚えておきたい敬語動詞

敬語には、特別な言葉を使って敬意を表すことがあります。会話でよく使われる例をまとめてみました。これは1つ1つ**覚えるしか**ありません！！

	尊敬語	謙譲語	丁寧語
する	なさいます	いたします	します
いる	いらっしゃいます	おります	います
行く・来る		参ります うかがいます	行きます 来ます
聞く	お聞きになります お耳に入ります	うかがいます	聞きます
言う	おっしゃいます	申します 申し上げます	言います
見る	ご覧になります	拝見します	見ます
食べる・飲む	召しあがります	いただきます	食べます 飲みます